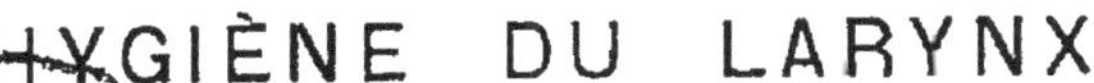

MALADIES

DE LA VOIX

PROPHYLAXIE ET TRAITEMENT

PAR LE

Dr A. COUPEY, D. M. P.

OFFICIER D'ACADÉMIE

LE MANS

TYPOGRAPHIE EDMOND MONNOYER

12, PLACE DES JACOBINS, 12

—

1892

HYGIÈNE DU LARYNX

MALADIES

DE LA VOIX

MALADIES

DE LA VOIX

PROPHYLAXIE ET TRAITEMENT

PAR LE

Dr A. COUPEY, D. M. P.

OFFICIER D'ACADÉMIE

LE MANS

TYPOGRAPHIE EDMOND MONNOYER

12, PLACE DES JACOBINS, 12

1892

LA VOIX

« Cette voix argentée de la jeunesse, qui fit
toujours sur moi tant d'impression qu'encore aujourd'hui je ne puis entendre, sans émotion, une
jolie voix de fille. »

Ils sont nombreux de nos jours ceux qui, comme
l'auteur des *Confessions*, ne sauraient rester insensibles au charme pénétrant d'une voix douce,
sonore, flexible et légère.

Le grand musicien Franz Listz disait à ses
élèves : « Si vous possédez une bonne voix, n'hésitez pas un moment à la cultiver, en la considérant comme un des plus beaux dons que le ciel
vous ait accordés. »

On a dit, avec raison, que la voix est la base
sur laquelle repose la majeure partie des relations
sociales; et aussi, que la voix est un instrument
dont tout le monde sait jouer..... avec une virtuosité inégale et des succès différents.

Cet instrument, véritable clef d'or, procure aux
uns l'existence; à d'autres, la fortune; aux élus,
la gloire.

On peut dire de la voix ce que Montaigne disait du jugement : « C'est un outil à tous sujets. »

L'orateur a besoin d'une voix souple, très pleine et très claire, car « il n'y a pas moins d'éloquence dans le ton de la voix que dans le choix des paroles. » (La Rochefoucauld.)

Au chanteur, il faut une voix mélodieuse, à l'acteur, une voix pathétique, pour exprimer tour à tour le langage des passions par le CHANT et la PAROLE.

Vivement sollicité par nos amis, encouragé par les nombreuses personnes que nous avons pu soulager ou guérir, nous nous décidons, non sans appréhension vraiment, à publier cet Essai sur la VOIX, fruit de très longues recherches et d'expériences sans nombre. Mais nous croyons qu'ayant fait de consciencieux efforts pour trouver une chose utile, nous pouvons et nous devons dire simplement les résultats auxquels nous sommes arrivé.

A tous ceux donc qui font un usage fréquent de la VOIX, ORATEURS, PRÉDICATEURS, PROFESSEURS, OFFICIERS, CHANTEURS..... nous offrons ce Mémoire dans lequel sont rapportés et décrits :

Les différentes causes et les accidents variés qui viennent nuire au bon fonctionnement de la VOIX ;

Les moyens simples et rationnels de les prévenir ou d'y porter remède ;

Enfin un procédé préventif et curatif, hygiénique

et médical, qui permet de *conserver*, d'*embellir*, d'*étendre* la voix ; de la rendre plus *claire*, plus *vibrante* pour les ORATEURS ; d'en *augmenter le registre* pour les CHANTEURS ;

Et pour tous, d'éviter la fatigue et le surmenage du larynx et de l'appareil vocal tout entier.

MALADIES DE LA VOIX

A notre époque, tout le monde peut le constater, les voix sont rares, les voix de premier ordre, cela s'entend.

Et pourtant, quand l'appareil vocal est en bon état, la voix est perfectible.

Une gymnastique appropriée, une intervention médicale opportune peuvent rendre la voix plus forte, plus claire, meilleure en un mot.

Mais aussi, un exercice trop fréquent, un travail excessif, un effort trop souvent répété, déterminent à la longue un trouble vocal plus ou moins profond.

Sous ces influences, la voix se fatigue, s'éraille, s'éteint.

Beaucoup de nos chanteurs, et des meilleurs, perdent leur voix à l'heure précise où ils se trouvent en pleine possession de leur talent et de la faveur publique.

Il est des orateurs, avocats, professeurs, députés, à qui l'infirmité de leur organe a rendu la carrière impossible, ou dans tous les cas pénible et douloureuse.

Tel maître de la parole, au sortir du prétoire, invoque avec angoisse, mais où trouver ce qui n'existe pas ? un baume bienfaisant pour son gosier déchiré et saignant !

Au matin de ces froides et humides journées d'automne, que de conférenciers, que d'acteurs se demandent, anxieux, si leur voix rauque ou cassée leur permettra d'affronter le public !

Combien d'officiers, de sous-officiers instructeurs pour qui l'exercice du commandement est une horrible fatigue ; et qui reviennent du champ de manœuvres avec un larynx courbaturé et aphone !

Parmi les causes qui peuvent déterminer l'*enrouement* et *l'extinction de voix*, la *dysphonie* et *l'aphonie*, il convient donc de placer en première ligne : le surmenage, la fatigue causée par un exercice vocal trop fréquent, trop prolongé et hors de proportion avec la puissance physiologique du larynx, peu ou pas préparé ou entraîné.

D'après le professeur Nicaise, chez les chanteurs âgés ou surmenés, il se produit une dilatation exceptionnelle de la trachée, qui, alors perdant son élasticité, peut modifier la résonance ou le timbre de la voix.

D'une manière générale, on peut dire que toute cause apportant une gêne, un obstacle, une entrave au rôle actif des puissances mécaniques de l'expiration, diminuant en un mot la pression de l'air expiré, produit de la *dysphonie* ou de l'*aphonie*.

Dans les affections chroniques, chlorose, anémie, rhumatisme, affections dans lesquelles l'innervation subit un trouble profond, la voix est d'abord affaiblie, diminuée, puis éteinte.

Nous devons signaler maintenant une cause plus fréquente, plus générale d'altération de la voix.

Une température basse, humide, impressionne toujours très vivement la muqueuse délicate de l'appareil vocal.

Les rhumes, les laryngites, les bronchites sont fréquents en hiver et déterminent très souvent, sinon toujours, un *enrouement* qui prive un chanteur, un orateur, de ses moyens et le condamne au repos forcé.

Le mucus inflammatoire qui embarrasse et salit la muqueuse aérienne, sous forme de petites concrétions très adhérentes, auxquelles on a donné le nom expressif de *chat*, s'oppose aux vibrations normales des cordes vocales, paralyse les mouvements du larynx et entraîne de l'*enrouement* et même de l'*extinction de voix*.

Quand l'inflammation devient chronique, quand le sujet est herpétique ou arthritique, il se développe des granulations qui envahissent d'abord les

*

cordes vocales, puis la muqueuse laryngo-bronchique et mettent obstacle à leur fonctionnement
normal.

Enfin, il est des affections générales, comme la
tuberculose, la syphilis et le cancer qui causent
dans le larynx des désordres spéciaux et abolissent
la voix.

En résumé, les deux états morbides, qui se pré-
sentent le plus souvent, sont le *catarrhe* et l'*atonie*
ou plutôt l'*asthénie*.

Nous n'avons d'action certaine que sur ces deux
troubles qu'il s'agit de *prévenir* (nous verrons
qu'on le peut désormais), ou de *guérir* quand ils
existent avec les conséquences que nous connais-
sons : *enrouement, extinction de voix.*

TRAITEMENT :

Quels sont les moyens thérapeutiques, les remèdes employés jusqu'à ce jour ?

En vérité, c'est un aveu qui coûte à faire, mais
qui s'impose, la médication spéciale de la voix
n'est pas riche, disons mieux, elle n'existe pas
encore ; scientifiquement elle est à créer.

Sans doute, le diagnostic, dans les mains de nos
habiles laryngoscopistes, a été porté jusqu'à ses
dernières limites de précision et de clarté.

On lit dans le larynx comme dans un livre ouvert ; mais on lit aussi dans les savants traités de nos auteurs les plus compétents que les ressources thérapeutiques, les remèdes en un mot, ne sont ni nombreux, ni variés, ni surtout efficaces.

Que d'*aphones*, de par le monde, pour qui les progrès incontestés de la laryngoscopie sont une maigre consolation !

Le quinquina, la coca, le fer, le soufre, l'arsénic, l'alun, le chlorate de potasse ont été tour à tour ou simultanément administrés avec des succès divers, mais jamais complets, ni surtout rapides.

Aussi bien, la méthode ordinaire, voie stomacale, est assurément défectueuse. Faire passer par l'estomac un médicament destiné au larynx, c'est en vérité suivre un chemin bien détourné. Qu'arrive-t-il le plus souvent ? La laryngite n'est pas améliorée, mais en revanche l'estomac troublé proteste, et trahit son mécontentement par de la dyspepsie et de la gastralgie. Sans compter que le fer et l'alun détériorent les dents, inconvénient qui n'est jamais à dédaigner.

Devons-nous parler des pulvérisations, autrefois en grand honneur, aujourd'hui presque complètement délaissées ?

Disons rapidement qu'elles sont souvent inutiles et quelquefois nuisibles.

Elles sont inutiles ; car, comme l'ont fait remarquer les auteurs qui ont traité la question, dans les pulvérisations, le véhicule du médicament, c'est l'eau, sous forme de vapeurs ou de poussière. Or, les vapeurs d'eau aspirées ou inhalées se condensent dans la bouche et ne traversent pas la glotte; elles ne peuvent donc porter aucun médicament dans l'appareil respiratoire.

Elles peuvent nuire ; en effet, les muqueuses sont perméables, elles sont hygrométriques. Les malades atteints de laryngite chronique, de catarrhe laryngo-bronchique, avec ou sans granulations, souffrent davantage quand l'air est chargé de vapeurs d'eau, quand il est humide. Sous cette influence, il survient de la congestion, de la dyspnée et de la toux.

LIQUEUR BALSAMIQUE EUPHONIQUE.

Frappé de cette pénurie qui condamne à l'impuissance le praticien animé du plus beau zèle et l'esprit d'ailleurs sollicité depuis longtemps par une observation recueillie et publiée par le professeur Barrallier, de Toulon, nous avons entrepris une série de recherches et d'expériences dont le résultat nous autorise à déclarer :

Que sans doute *l'enrouement* et *l'extinction de voix* ne sont pas toujours et également curables ;

Mais qu'il existe une médication rationnelle, et simple à la fois, dont les effets, entre nos mains, ont toujours été satisfaisants et quelquefois, souvent même, surprenants.

Et d'abord, un mot sur la méthode employée.

Laissant la voie stomacale, comme moyen trop détourné, rejetant les pulvérisations, comme inutiles et infidèles, nous avons songé, pour porter sûrement et promptement le remède sur l'organe malade, à employer *l'air inspiré* comme véhicule.

Les vapeurs médicamenteuses sèches, c'est-à-dire dépouillées de toute humidité, d'eau, sont absorbées par la muqueuse laryngo-bronchique.

L'absorption des gaz et des vapeurs par les poumons est évidente, c'est en effet le phénomène essentiel de la respiration.

Quant au pouvoir absorbant de la muqueuse aérienne, il est d'une grande énergie, comme le témoignent les nombreuses expériences physiologiques instituées pour l'établir.

Les INHALATIONS aspiratrices sont un procédé logique et très pratique pour porter dans les voies respiratoires la substance *anticatarrhale et tonique*, sous forme de vapeurs mêlées à l'air inspiré.

Il ne restait plus qu'à trouver une ESSENCE, ou plutôt des agents, volatils à la température ambiante et dont les vapeurs fussent ANTISEPTIQUES, ANTICATARRHALES et TONIQUES.

L'observation du professeur Barrallier a été le point de départ de nos recherches et la base de nos expériences.

Pendant l'hiver de 1869, il donnait ses soins à un

chef d'escadron d'artillerie de l'armée russe, venu à Hyères pour se guérir d'une laryngo-bronchite avec *aphonie* presque complète datant de dix ans. Au cours du traitement, il soumit son malade à l'action des vapeurs d'EUCALYPTUS, dans une chambre bien close.

Le résultat fut très satisfaisant : la maladie s'améliora très notablement et la *voix reprit son timbre normal.*

Le procédé employé, feuilles entières d'Eucalyptus dans un vase plein d'eau placé sur un réchaud, laisse un peu à désirer et dans beaucoup de cas n'est guère pratique.

N'importe, un fait intéressant se dégageait de cette observation, *l'action spéciale* de l'Eucalyptus sur la voix.

Aujourd'hui, après des centaines d'expériences, nous pouvons affirmer que cette action est certaine, réelle et constante.

Mais il est indispensable, pour la développer et la mettre en évidence, d'associer l'Eucalyptus à d'autres médicaments voisins qui assurent cette action et la complètent.

Nous disons qu'il est nécessaire d'employer simultanément et concurremment d'autres agents à propriétés bien définies et bien connues.

Nous leur donnerons le nom d'adjuvants, de correctifs même, car quelques-uns, citons seulement le benjoin, paralysent et détruisent l'action tonique spéciale sur la voix.

Quoi qu'il en soit, après maints tâtonnements, après mille expériences faites et refaites, nous sommes arrivé à composer, à doser d'une manière définitive, un *mélange balsamiqne, volatil à basse température, doué de propriétés* ANTISEPTIQUES, ANTICATARRHALES, TONIQUES ;

Et ce mélange est un puissant, très puissant NÉVROSTHÉNIQUE VOCAL, très efficace dans presque toutes les maladies de la voix;

Ayant, à un haut degré, le pouvoir d'*augmenter la sonorité, la puissance de la* voix *et d'étendre, d'amplifier, en haut et en bas, le* REGISTRE VOCAL.

La liqueur que nous avons composée et à laquelle nous avons donné le nom de

LIQUEUR BALSAMIQUE EUPHONIQUE,

nous a toujours procuré, *contre le trouble fonctionnel lui-même,* des résultats constants et favorables, comme on pourra le voir en jetant les yeux sur les quelques Observations qui se trouvent à la fin de ce travail.

La pratique de nos INHALATIONS aspiratrices est de la plus grande simplicité.

Nous nous servons d'un petit appareil, sans prétention d'originalité, mais très commode, auquel nous avons donné le nom d'

INHALATEUR-ASPIRATEUR.

C'est un petit flacon en cristal d'une contenance de

100 cent. cubes environ : un petit ballon A, surmonté d'un col allongé B, traversé par un tube C, terminé par un goulot-entonnoir D.

Le tube C descend à 5 millimètres de la base de l'appareil. A la partie supérieure et latérale du col s'adapte un tuyau de caoutchouc E.

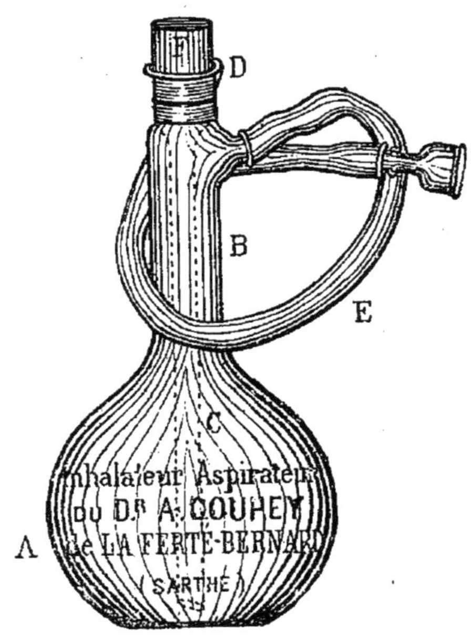

L'on verse la liqueur par le goulot-entonnoir D, tenu fermé avec le bouchon F.

Pour faire l'inhalation, il suffit, après avoir tenu quelques instants le ballon A dans le creux de la main, pour échauffer la liqueur, et enlevé le bouchon F, d'ASPIRER, avec la bouche, lentement et longuement, par l'extrémité libre du caoutchouc E, l'air extérieur amené par le tube C.

Cet air, saturé des vapeurs de la liqueur balsa-

mique volatile, arrive dans les poumons après avoir TRAVERSÉ *et* BAIGNÉ *le larynx et la trachée.*

Le résultat se produit séance tenante. En pratiquant lentement 40 à 50 inhalations, l'orateur pourra parler longtemps sans fatigue, sans essoufflement, sans chat dans la gorge, avec un timbre plus clair et une portée de VOIX *plus grande.*

Quant au chanteur, outre les avantages que nous venons d'énumérer, il augmentera son registre vocal d'au moins un ton et peut-être deux en haut et en bas.

Le LIQUEUR EUPHONIQUE ne contenant aucune *substance toxique*, on peut faire autant de séances d'inhalations qu'il sera nécessaire.

Nous conseillons de pratiquer tous les matins, avant de quitter le cabinet de toilette, 40 à 50 aspirations. C'est un moyen infaillible d'éviter les rhumes et les bronchites.

Les orateurs, les chanteurs devront faire le même nombre d'inhalations, 40 à 50, 5 à 10 minutes avant de parler ou de chanter ; 15 à 20 seulement durant chaque entr'acte ; si exceptionnellement le besoin s'en faisait sentir.

Dans la journée, quelques inhalations remplaceceront avec avantage les vocalises fastidieuses et fatigantes auxquelles ont recours les chanteurs pour assouplir leur larynx.

Nous recommandons de ne pas fumer immédiatement après l'inhalation, l'effet serait diminué ou même détruit.

OBSERVATIONS

Obligé de faire un choix parmi les nombreuses observations que nous avons recueillies, nous publions seulement les neuf cas suivants qui nous paraissent particulièrement typiques.

Obs. 1. — M. Bodier, de La Ferté-Bernard, ancien maître de chapelle, âgé de 72 ans, atteint depuis plus de vingt ans de catarrhe laryngo-bronchique, *aphone* depuis six ans ; ne peut parler quelques instants sans être pris de violentes quintes de toux ; expectoration muco-purulente très abondante le matin ; a perdu la gaîté, l'appétit, le sommeil ; après quinze jours d'inhalation et bien qu'il n'ait pratiqué qu'une et rarement deux séances chaque jour, cesse de tousser, crache peu, mange bien, chante en famille en attendant qu'il reprenne la direction active de sa maîtrise.

Obs. 2. — M. Dupas, négociant à Gréez-sur-Roc (Sarthe), atteint depuis douze ans de laryngite chronique granuleuse avec *aphonie* presque complète, éprouve, ces temps derniers, de violents accès d'asthme qui le privent de sommeil ; au bout de quinze jours d'inhalation, trois séances chaque jour, il a *recouvré sa voix et sa dyspnée nocturne* a disparu complètement.

Obs. 3. — M. Paumier, de La Ferté-Bernard, professeur de chant, atteint depuis plus d'un an d'un *enrouement* douloureux et très tenace qui l'empêche de pouvoir donner une leçon d'une heure sans éprouver une fatigue extrême et une perte momentanée de la voix, avec des douleurs très vives dans la gorge et dans la poitrine ; en pratiquant 40 à 50 inhalations avant sa leçon, il peut fournir complètement sa carrière sans perdre la voix et sans éprouver aucune gêne ni aucune douleur.

Obs. 4. — M. G..., ancien élève du Conservatoire de musique de Paris, professeur dans une ville voisine de La Ferté-Bernard, a constaté les résultats suivants sur deux sujets de voix différente l'un ténor, l'autre baryton-basse.

Le ténor, après avoir fait 30 inhalations, a pu solfier et vocaliser la gamme de *do* majeur jusqu'au *do* aigu, c'est-à-dire deux octaves pleines, et cela malgré une indisposition qui ne lui permettait pas de monter plus haut que le *la* bémol avant l'expérience.

Le second sujet, baryton-basse, qui ne pouvait pas, avant les 30 inhalations, descendre plus bas que le *sol* (clé de *fa*, 1re ligne), a pu donner le *fa* au-dessous ; de plus, il a pu monter jusqu'au *fa* aigu, ce qui lui était impossible, en temps ordinaire.

Ces expériences ont été répétées plus de vingt

fois, et toujours le résultat a été le même : *exten-
sion en haut et en bas du registre vocal.*

Obs. 5. — M. Nalot, directeur de l'École commu-
nale de Nogent-le-Rotrou, déclare avoir fait usage
de la Liqueur euphonique sur lui-même et sur des
amis ; et que toujours, et pour ainsi dire instanta-
nément, les *enrouements*, l'oppression se sont dis-
sipés après quelques inhalations.

Obs. 6. — M. Pye, instituteur dans une ville
voisine, atteint d'une laryngite chronique qui le
faisait beaucoup souffrir et l'empêchait de pouvoir
se faire entendre par ses élèves, a fait usage de la
Liqueur euphonique et au bout de quelques jours
seulement il a recouvré son timbre de voix normal
et vu disparaître sa laryngite.

Obs. 7. — Sœur Honorine, de la Providence
d'Alençon, souffrait depuis deux hivers d'une
laryngo-bronchite ayant entraîné une *extinction
de voix* et par suite l'impossibilité de faire la
classe ; après quinze jours de repos pendant les-
quels elle a pratiqué chaque jour trois séances
d'inhalation de cinq minutes chacune, elle a
cessé de tousser, de cracher, et, à cette heure, elle
parle clair et haut sans effort et sans fatigue.

Obs. 8. — M. l'abbé Lemonnier, professeur de
physique et de chimie au petit séminaire de Nogent-le-Rotrou, fatiguait beaucoup en faisant ses

leçons, après chacune desquelles il éprouvait de l'angoisse et des douleurs vives dans la poitrine, au point de se croire atteint d'affection pulmonaire ; depuis qu'il pratique des inhalations avec la LIQUEUR EUPHONIQUE, et bien qu'il en use avec peu de régularité, il parle sans effort, sans fatigue et surtout sans éprouver aucune douleur dans la gorge et la poitrine, comme autrefois.

OBS. 9. — Mlle M..., musicienne amateur très distinguée, a constaté, à plusieurs reprises, que les inhalations pratiquées avec la LIQUEUR EUPHONIQUE peuvent remplacer, en quelques minutes, les longues vocalises auxquelles les chanteurs sont obligés d'avoir recours pour entretenir la souplesse de leur larynx.

Grâce à ces inhalations, les chanteurs pourront donner, sans *effort* et sans *fatigue*, les passages difficiles que contient toute partition ; *ils éviteront ainsi la dilatation de la trachée signalée par le professeur Nicaise chez les chanteurs usés ou surmenés.*

Dʳ A. COUPEY.

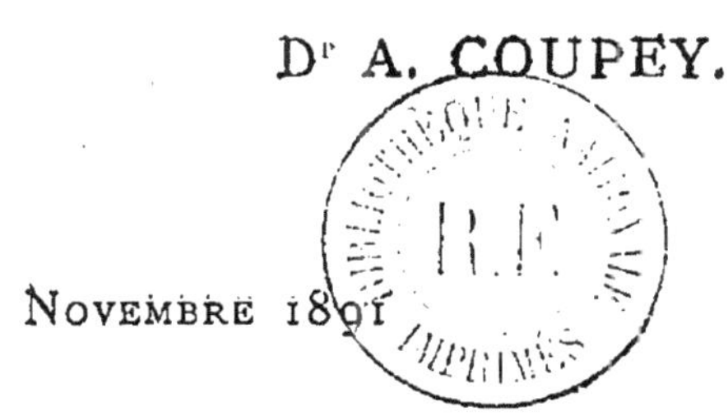

NOVEMBRE 1891

LA FERTÉ-BERNARD (Sarthe)

HYGIÈNE DU LARYNX

ET

TRAITEMENT DES MALADIES DE LA VOIX

PAR LES

Inhalations aspiratrices de vapeurs sèches

PRATIQUÉES AVEC LA

LIQUEUR EUPHONIQUE

DU Dr A. COUPEY

— ◇ —

Prix : 10 Francs

DÉPOT : Pharmacie ROTROU, La Ferté-
Bernard (Sarthe).

Le Mans. — Typ. Ed. Monnoyer. — Janv. 92.

309

9 782019 670993